AF455534

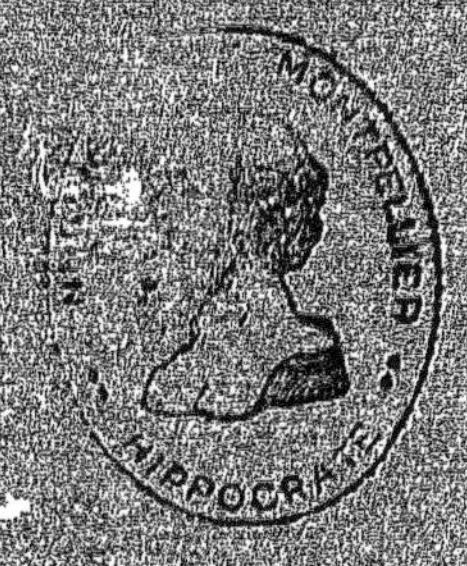

Dr Maurice LARROUYET

Travail du Laboratoire des Cliniques de la Faculté de Médecine

DE LA
Recherche du Bacille de Koch
DANS LE PUS TUBERCULEUX

TECHNIQUE PRATIQUE — RÉSULTATS

Montpellier
Firmin & Montane
1922

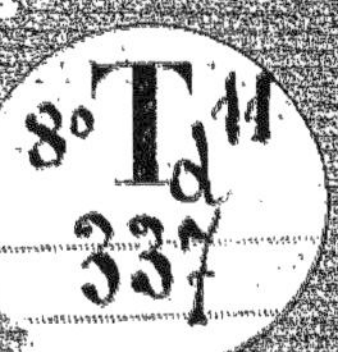

PERSONNEL DE LA FACULTE

Professeurs

Anatomie	MM. GILIS.
Histologie	VIALLETON. GRYNFELTT
Physiologie	HEDON.
Physique médicale	N...
Chimie biologique et médicale	DERRIEN, *doyen.*
Botanique et histoire naturelle médicales	GRANEL.
Anatomie pathologique	MASSABUAU.
Microbiologie	LISBONNE.
Pathologie et thérapeutique générales	BOSC.
Pathologie interne	N...
Thérapeutique et matière médicale	VIRES.
Hygiène	BERTIN-SANS (H.)
Médecine légale et toxicologie	N...
Clinique médicale	DUCAMP. VEDEL.
Clinique chirurgicale	TEDENAT. FORGUE, *assesseur.*
Clinique obstétricale	VALLOIS.
Clinique des maladies mentales et nerveuses	MAIRET.
Clinique ophtalmologique	TRUC.
Clinique des maladies des enfants	N...
Clinique chirurgicale infantile et orthopédie	ESTOR.
Clinique gynécologique	DE ROUVILLE.
Clinique d'oto-rhino-laryngologie	MOURET.
Clinique des maladies des voies urinaires	JEANBRAU.

Honorariat

Doyens honoraires: MM. VIALLETON et MAIRET.

Professeurs honoraires : MM. E. BERTIN-SANS, RODET et IMBERT

Secrétaires honoraires: MM. GOT et IZARD

Chargés de Cours complémentaires

Anatomie	GRYNFELTT.
Clinique propédeutique de chirurgie	MM. RICHE.
Clinique propédeutique de médecine	RIMBAUD.
Clinique des maladies des vieillards	EUZIERE.
Clinique des maladies syphilitiques et cutanées	MARGAROT
Médecine opératoire	SOUBEYRAN.
Pathologie chirurgicale	ETIENNE.
Accouchements	DELMAS (P.).
Pharmacologie	GALAVIELLE.
Matière médicale	CABANNES
Clinique des maladies des enfants	LEENHARDT.
Stomatologie	Dr WATON.
Histologie	Dr. GRANEL F.

Agrégés en exercice

Médecine	MM. LEENHARDT. GAUSSEL. EUZIERE. RIMBAUD. MARGAROT.	Chirurgie	MM. RICHE. ETIENNE. LAPEYRE.
		Accouchements	DELMAS (P.)
Anatomie	DELMAS (J.)	Histoire natur.	GALAVIELLE CABANNES.
Chimie	MESTREZAT	Physique	PECH.

Examinateurs de la thèse:

MM. VEDEL, prof., *président.*	MM. RIMBAUD, agrégé.
LISBONNE, professeur.	LAPEYRE, agrégé.

La Faculté de Médecine de Montpellier déclare que les opinions émises dans les dissertations qui sont présentées doivent être considérées comme propres à leur auteur et qu'elle n'entend leur donner ni approbation, ni improbation.

A MA MÈRE

A MON PÈRE

Hommage de profonde tendresse et de reconnaissance infinie pour tout ce que je leur dois.

A MA FIANCÉE

A MON FRÈRE

A MON FILLEUL

AUX MIENS

M. LARROUYET.

A LA MÉMOIRE

DE MONSIEUR LE PROFESSEUR RAUZIER

CHEVALIER DE LA LÉGION D'HONNEUR

PROFESSEUR DE CLINIQUE MÉDICALE A LA FACULTÉ DE MÉDECINE

Hommage profondément respectueux et reconnaissant.

A l'hôpital, il fut notre premier Maître et ne cessa pendant plusieurs années de nous prodiguer les marques d'une affection et d'une bienveillance infinies.

Dans son intimité, il nous accueillit de bonne heure et nous aida en maintes circonstances difficiles de ses conseils précieux

Du Professeur qui dirigea notre éducation, et de l'homme qui nous honora de sa confiance, notre mémoire conserve pieusement le souvenir.

M. LARROUYET.

A NOTRE PRÉSIDENT DE THÈSE

MONSIEUR LE PROFESSEUR VEDEL

PROFESSEUR DE CLINIQUE MÉDICALE A LA FACULTÉ DE MÉDECINE
DE MONTPELLIER
CHEVALIER DE LA LÉGION D'HONNEUR

A MONSIEUR LE PROFESSEUR LISBONNE

PROFESSEUR DE MICROBIOLOGIE A LA FACULTÉ DE MÉDECINE

A MONSIEUR LE PROFESSEUR-AGRÉGÉ RIMBAUD

CHEVALIER DE LA LÉGION D'HONNEUR

A MONSIEUR LE PROFESSEUR-AGRÉGÉ LAPEYRE

M. LARROUYET.

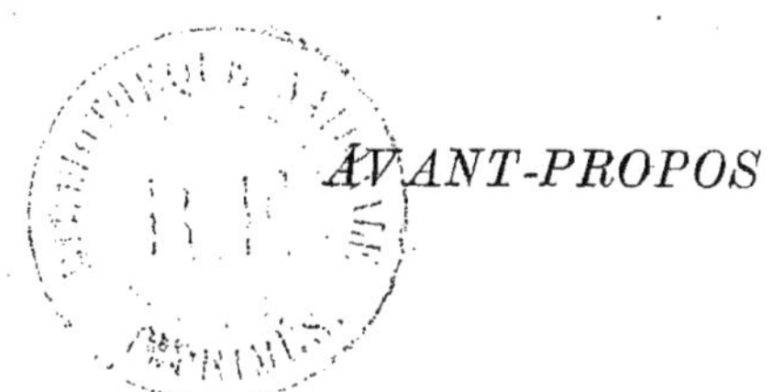

AVANT-PROPOS

Il nous est particulièrement agréable d'associer Mademoiselle le Docteur Marthe Giraud, chef du laboratoire des cliniques, et Monsieur le Docteur Gaston Giraud, chef de clinique, dans une même pensée de sympathie respectueuse et de vive reconnaissance.

Mademoiselle le Docteur M. Giraud a droit à toute notre gratitude pour l'aimable bienveillance dont elle ne s'est jamais départie pendant notre collaboration de cinq années consécutives. En sa qualité d'interne, puis de chef de laboratoire, elle a suivi toute notre éducation médicale. Nous la remercions de nous avoir souvent facilité la tâche au moment de nos débuts comme externe dans le service de Monsieur le Professeur Rauzier, et nous rendons hommage à la compétence avec laquelle, lors de notre nomination comme moniteur de clinique médicale, elle sut nous initier aux diverses recherches de laboratoire.

Sous la direction de Monsieur le Docteur G. Giraud, comme interne, comme chef de laboratoire, enfin comme chef de clinique, nous nous sommes familiarisé avec le malade, et nous devons beaucoup aux conseils précieux qu'il nous a donnés au cours de l'élaboration de ce travail et, en maintes occasions, au cours de nos études. Son amitié très sûre ne nous a jamais fait défaut et nous l'en remercions très sincèrement.

Que notre ami, le Docteur J. Baumel, chef de labora-

toire des cliniques, veuille bien trouver ici l'expression de notre affectueuse sympathie en remerciement de celle dont il nous a toujours donné les preuves.

Nous sommes heureux, enfin, d'assurer de notre cordial attachement Messieurs les Docteurs Vinon et Roux, chefs de clinique; Olivier, Milhaud et Siméon, internes des hôpitaux. Nous n'oublierons pas les nombreuses marques d'amitié qu'ils nous ont données au cours de notre séjour à l'Hôpital Suburbain.

DE LA RECHERCHE DU BACILLE DE KOCH
DANS LE PUS TUBERCULEUX

TECHNIQUE PRATIQUE — RÉSULTATS

INTRODUCTION

Le pus tuberculeux contient peu de bacilles, aussi la recherche directe sur lames colorées est-elle souvent infructueuse.

Telle est la notion communément admise, et que nous retrouvons dans tous les classiques et les ouvrages scientifiques; aussi le laboratoire a-t-il coutume de suppléer à l'insuffisance d'un examen microscopique inconstant par l'inoculation au cobaye.

Mais, grâce aux ressources que possède ce laboratoire, ne lui est-il pas possible de gagner du temps, de fixer le diagnostic clinique incertain sans avoir à attendre, puis à vérifier, le développement de l'infection tuberculeuse chez un animal?

En un mot la mise en évidence du bacille de Koch dans le pus tuberculeux est-elle possible dans des conditions de simplicité, de rapidité, de rigueur suffisante pour que cette recherche prenne place parmi les épreuves immédiatement utilisables par le clinicien?

Nous avons eu, au *Laboratoire des Cliniques de l'Hôpital Suburbain,* l'occasion de pratiquer un nombre assez important d'examens de cet ordre et les résultats que nous avons obtenus nous permettent d'apporter une contribution nouvelle à l'étude de cette question.

Le bacille de Koch a été recherché suivant de nombreux procédés dans les crachats, mais également dans les sérosités, dans les urines, dans le sang, dans les fèces, le lait, etc., etc. Il paraissait logique d'appliquer un de ces procédés au pus, en donnant toutefois la préférence à une méthode qui eut déjà fait ses preuves, tout en ayant aussi le mérite d'être relativement simple et pratique.

C'est donc dans ce sens que nous avons effectué les recherches dont on trouvera l'exposé dans ce travail.

La revue générale et la critique des méthodes de mise en évidence du bacille de Koch dans les produits tuberculeux et dans le pus, font l'objet de la première partie.

L'étude du procédé choisi et notre technique personnelle constituent la deuxième partie.

Dans une troisième partie enfin, nous donnons les observations des 48 malades pour lesquels nous avons pratiqué ces derniers mois une recherche du bacille de Koch dans le pus, et après discussion sur la valeur de la méthode employée, nous insistons sur l'intérêt d'un examen dont les résultats semblent assez concluants, pour mériter d'être retenus dans la pratique courante du laboratoire.

PREMIÈRE PARTIE

DES DIVERSES MÉTHODES PROPOSÉES POUR METTRE EN ÉVIDENCE LE BACILLE DE KOCH DANS LES PRODUITS TUBERCULEUX. — ÉTAT ACTUEL DE LA QUESTION. — REVUE GÉNÉRALE ET CRITIQUE.

CHAPITRE PREMIER

MÉTHODES DE RECHERCHE DU BACILLE DE KOCH DANS LES PRODUITS TUBERCULEUX AUTRES QUE LE PUS.

Parmi les très nombreux procédés que l'on a proposés pour déceler le bacille de Koch dans les différents produits tuberculeux (et en dehors des trois moyens classiques d'investigation, examen microscopique direct, inoculation du cobaye, et beaucoup plus rarement culture) [1], la méthode qui apparaît comme ayant donné les résultats les plus sûrs et les plus pratiques, est celle de l'*homogénéisation*.

De nombreux perfectionnements ont pu être progressivement introduits dans cette technique, de sorte qu'à

---

[1] M. le professeur Lisbonne obtient actuellement de très belles cultures de bacilles de Koch à partir des crachats sur porcelaine et sur milieux à l'œuf (Institut de biologie de Montpellier).

l'heure actuelle, il ne s'agit pas seulement d'une, mais bien de nombreuses méthodes d'homogénéisation.

Tous les procédés décrits reposent sur le même principe et comportent deux phases :

La première est destinée à transformer le produit tuberculeux en une substance fluide, c'est l'homogénéisation proprement dite.

La deuxième a pour but, dans ce produit fluidifié, de collecter les bacilles libérés et épars dans le liquide.

« L'aïeule des méthodes d'homogénéisation », la méthode de Biedert, date de 1886 ; dans la *Berliner Klinische Wochenschrift* du 18 octobre 1886, cet auteur commence ainsi son article :

« Deutschmann avait remarqué que lorsque, après avoir laissé déposer du pus, il inoculait les couches supérieures du liquide, jamais l'animal ne se tuberculisait, tandis qu'en injectant le dépôt, il pouvait révéler sa nature tuberculeuse. Cette expérience m'a fait présumer que dans les liquides pauvres en bacilles, c'était dans le dépôt formé après un certain temps que les bacilles devaient être le plus facilement décelés ».

« Appliquant cette notion aux crachats bacillifères, Biedert les fluidifie d'abord avec une solution de soude caustique, c'est le premier temps. Dans un deuxième temps, temps de concentration, il abandonne le mélange 48 heures dans un verre conique, décante, et examine le dépôt ». (Corone. Homogénéisation des crachats tuberculeux. *Th. Montpellier,* 1912.)

Nous allons rapidement passer en revue à propos des différents produits tuberculeux autres que le pus, les procédés d'homogénéisation et, s'il y a lieu, les autres procédés, que l'on a indiqués pour y déceler le bacille de Koch.

§ 1. — Crachats

A. — *Méthodes qui emploient un alcalin*

I. — *Méthode de Biedert* (1886) :

On mélange 15 cc. de crachats avec 30 cc. d'eau froide et VIII à XV gouttes d'une lessive de soude à 0,2 %, on fait bouillir dans une capsule en agitant et progressivement on ajoute encore 60 à 90 cc. d'eau. On abandonne ce mélange 48 heures dans un verre conique, on décante, et on examine le dépôt.

II. — *Méthode de Mulhauser:* III. — — *de Czaplewski:* IV. — — *de Beitzke:*	Légères modifications de la précédente.

V. — *Méthode de Courtade-Arnaude:*

1° Faire bouillir, en agitant constamment le mélange:

Crachats..............	10 cc.
Eau....................	100 cc.
Lessive de Na.........	X gouttes.

2° Traiter 20 cc. de ce liquide dans un tube à essai par:

Acide acétique.........	IV gouttes.
Ether ordinaire	IV cc.

Emulsionner fortement, il se forme un précipité qui monte très rapidement à la surface du liquide.

3° Redissoudre ce précipité par la lessive de soude, agiter fortement avec de l'éther et laisser reposer. A la limite de la séparation entre le liquide et l'éther, on voit se former une pellicule mince; elle est constituée par les bacilles du liquide que l'éther a entraînés en remontant à la surface.

VI. — *Méthode d'Ellermann et d'Erlandsen:*

1° Un volume de crachats (10 à 15 cc.) est mélangé dans éprouvette graduée avec un demi-volume de carbonate de Na à 6 %, le mélange est placé dans l'étuve à 37° et y reste 24 heures.

2° La plus grande partie du liquide surnageant est jetée et le dépôt est centrifugé.

3° Après centrifugation le dépôt est mélangé avec quatre fois son volume d'une solution de NaOH à 0,25 %, on agite soigneusement et on chauffe.

4° On centrifuge de nouveau.

VII. — *Méthode de Bezançon et Philibert:*

1° Mesurer dans une éprouvette graduée la quantité de crachats que l'on a à sa disposition, mesurer une quantité d'eau dix fois supérieure, mettre le crachat et la moitié de l'eau dans une capsule en porcelaine et ajouter autant de gouttes de lessive de soude qu'il y a de centimètres cubes de crachats.

Par exemple:

Crachats............	10 cc.
Eau.................	100 cc.
Lessive Na...........	X gouttes.

2° Porter sur la flamme d'un bec Bunsen et chauffer doucement en agitant constamment. Ajouter petit à petit le reste des 100 cc. d'eau. Chauffer environ 10 minutes.

3° Laisser refroidir l'homogénéisation.

4° Prendre sa densité.

5° Si la densité dépasse 1004, ajouter un peu d'alcool à 50° jusqu'à ce qu'elle soit retombée à 999 ou 1000.

6° Prélever 2 à 4 tubes à centrifuger, et centrifuger trois quarts d'heure à une heure.

7° Décanter le culot sur une lame ou deux suivant l'abondance, laisser sécher.

8° Colorer par la méthode de Ziehl-Nelsen.

VIII. — *Méthode de Kuehne:*	Homogénéisation par le borax ou l'acide borique.
IX. — *Méthode de Wendrimer:*	
X. — *Méthode de Strauss:*	

XI. — *Méthode de Nebel:* eau de chaux.

XII. — *Méthode de Dilg:* ammoniaque.

XIII. — *Méthode de Bierry:* soude et acide acétique.

XIV. — *Méthode de Bauer:* ammoniaque et sulfate d'aluminium.

XV. — *Méthode de Guy-Laroche et Virmeaux:* soude NaCl, éther-ligroïne.

XVI. — *Méthode de Spehl:* eau de chaux.

XVII. — *Méthode de Renaux:* soude après séjour de trois minutes à l'autoclave à 120°.

B. — *Méthodes qui emploient les ferments*

I. — *Méthode de Spengler:*

Spengler fait un mélange à parties égales de crachats et d'eau tiède alcalinisée par la soude. Il ajoute 0,1 à 1 gr. de cristaux d'acide phénique, il centrifuge et examine le culot.

II. — *Méthode de Jousset ou inoscopie:*

On utilise le suc gastrique fluoré suivant:

Pepsine en paillettes (titre 50 du Codex..	1 à 2
Glycérine pure...................... ...	*ââ* 10
HCL 22° Baumé	
Fluorure de sodium..............	3
Eau.............	1000

On prend 10 à 30 cc. de liquide pour un crachat, séjour à l'étuve à 38° pendant 2 à 3 heures, centrifugation.

III. — *Méthodes de Philippe et Jochmann:*

Elles cherchent à obtenir une auto-digestion des crachats en les abandonnant à eux-mêmes, pendant 24 heures à une température de 37°. Les auteurs prétendent que les bacilles se multiplient et qu'on les trouve beaucoup plus nombreux dans le dépôt purulent formé.

C. — *Méthodes qui emploient des substances diverses*

I. — *Méthode d'Adam:* chloroforme.

II. — *Méthode de Hempel:* acide chlorhydrique.

III. — *Méthode de Van Ketel:* acide phénique.

IV. — *Méthode de Quensel:* formaline et alcool à 90°.

V. — *Méthode de Sorgo:* eau oxygénée.

VI. — *Méthode de Strassburger:* alcool à 90°.

VII. — *Méthode de Lannoïse et Girard:*

On mélange :

Crachats...............	1 vol.
Eau de javel............	10 vol.

On agite, on centrifuge, on décante, et sur le culot on verse V à VI gouttes d'une solution de NaOH puis on achève de remplir le tube d'eau et on centrifuge de nouveau.

VIII. — *Méthode de l'antiformine de Uhlenhut et Xylander :*

On mélange le crachat avec une certaine quantité d'antiformine à 15 %, variable, suivant le degré de consistance de l'expectoration ; on agite ensuite énergiquement, puis on centrifuge.

IX. — *Méthode de l'antiformine-ligroïne (Haserodt) :*

Un volume déterminé de crachats est homogénéisé avec un volume trois ou quatre fois supérieur d'une solution d'antiformine à 5 % ; séjour à l'étuve à 37° : 24 heures ; on ajoute alors 1 à 3 cc. de ligroïne, on agite et on chauffe au bain-marie à 60° pendant 10 minutes. Il se forme alors une mince pellicule à la surface, c'est là qu'on prélève à l'aide d'une spatule de platine les matériaux de la préparation.

X. — *Méthode de Mlle Giraud et Derrien :* pyridine.

XI. — *Méthode de Schmitz et Bauer :* sulfate d'aluminium.

XII. — *Méthode de Grysez et Bernard :* bile.

Deux méthodes surtout méritent d'être retenues dans cette longue énumération, ce sont celles qui ont donné les résultats les plus sûrs et les plus constants, et qui sont entrées dans la pratique courante du laboratoire:

1° *Méthode de Bezançon et Philibert.*

2° *Méthode de Uhlenhut et Xylander par l'antiformine* (en tenant compte naturellement des divers perfectionnements qui ont pu par la suite être apportés à ces deux procédés).

§ 2. — Sang

I. — *Méhode de Bezançon et Griffon:*

A 5 cc. de sang, on ajoute 5 cc. d'eau distillée et V gouttes de lessive de soude; le tout est trituré dans un mortier jusqu'à dissolution complète; on ajoute alors 20 cc. d'eau et le mélange est porté à l'ébullition dans une capsule de porcelaine pendant 5 minutes. On centrifuge 10 minutes, le culot est étalé et coloré par la méthode de Ziehl.

II. — *Méthode de Jousset (inoscopie):*

Même méthode que pour les crachats.

III. — *Méthode de Nattan-Larrier et Bergeron:*

Le sang reçu au sortir de la veine dans 20 fois son volume d'eau distillée stérile, est centrifugé; on examine le culot.

IV. — *Méthode de Léon Bernard, Debré et Baron:*

On commence par le laquage des globules au moyen de 20 cc. d'alcool à 60° pour 10 cc. de sang, le laquage complet est obtenu par addition progressive de 30 cc. d'alcool à 40°; après centrifugation le culot obtenu est redissout dans 40 cc. d'alcool à 40° puis on ajoute un excès de soude, on centrifuge et on examine le culot.

V. — *Méthode de Rosenberger:*

A 5 cc. de sang on ajoute 5 cc. d'une solution de citrate de soude à 2 % dans du sérum physiologique; le tube est placé 24 heures à la glacière et le sédiment obtenu est examiné.

VI. — *Méthode de Staübli-Schnitter:*

A 10 cc. de sang on ajoute 20 cc. d'une solution d'acide acétique à 3 %; après centrifugation on décante et on ajoute au culot trois fois son volume d'antiformine à 15 %, on agite et on laisse à l'étuve à 37° jusqu'à dissolution complète du sédiment (4 ou 5 heures), puis on centrifuge une heure, on lave le sédiment 2 ou 3 fois à l'eau distillée et on étale.

VII. — *Méthode de Lippmann:*

Semblable à la précédente, sauf une question de détail: après la centrifugation l'auteur ajoute 60 cc. d'antiformine à 15 %.

VIII. — *Méthode de Sabathé-Buguet:*

Recherche directe dans le sang coagulé.

En raison des résultats inconstants que donne la recherche directe du bacille de Koch dans le sang, la seule technique qui ait une valeur décisive est l'inoculation du cobaye.

§ 3. — Sérosités

I. — *Méthode de la centrifugation simple.*

II. — *Méthode de Jousset:*

Le principe est toujours le même; si le liquide est spontanément coagulable, on traite le caillot comme s'il s'agissait du sang; dans le cas contraire on ajoute du plasma de sang de cheval et le caillot obtenu est traité par le procédé ordinaire.

III. — *Méthode de l'antiformine:*

La même que pour le sang.

Résultats trop inconstants, il faut toujours avoir recours à l'inoculation au cobaye.

§ 4. — Urines

I. — *Méthode de la centrifugation simple.*

II. — *Méthode de Jousset.*

III. — *Méthode de Lucas* (1913):

A 10 cc. d'urine, on ajoute II gouttes de sérum de Marmorek, la densité est abaissée par addition d'alcool, on centrifuge une demi-heure et le dépôt est étalé et coloré par le Ziehl.

IV. — *Méthode de Citron:*

On filtre les urines.

Quand il ne reste plus que quelques centimètres cubes, on ramasse le dépôt avec une spatule en platine et on centrifuge.

Résultats intéressants, mais en dernier ressort, inoculation au cobaye.

§ 5. — Selles

I. — *Méthode de l'antiformine:*

Après interdiction au malade de consommer du beurre ou du lait pendant trois à six jours (bacilles acido-résistants), on dilue un peu de matières fécales dans de l'eau, on traite par le procédé de l'antiformine et on examine le sédiment. Laird Kite et Stewart, 1913; Schône et Weissenfels, 1914).

II. — *Méthode de Grysez et Bernard:*

Homogénéisation par la bile (voir crachats).
Recherche pratiquée rarement.

§ 6. — Lait

I. — *Méthode de la centrifugation simple.*

II. — *Méthode de Mayer* (1913), *procédés de Schnitter et Rabinowitch* (*par l'antiformine*).

III. — *Méthode de la coagulation:*

Coaguler 20 centilitres de lait par addition d'un peu d'acide citrique en poudre, filtrer, dissoudre le précipité sur le filtre dans une solution de phosphate de soude; le liquide ainsi obtenu est placé dans un tube à essai et traité par quelques centimètres cubes d'éther, on agite, on décante l'éther chargé de beurre; le liquide aqueux qui reste est centrifugé et on examine le culot.

Résultats incertains, pratiquement la méthode de choix est l'inoculation au cobaye.

CHAPITRE II

MÉTHODES DE RECHERCHE DU BACILLE DE KOCH DANS LE PUS ÉTAT ACTUEL DE LA QUESTION

La mise en évidence du bacille de Koch dans le pus semble ne pas avoir été de longtemps l'objet d'une grande faveur auprès des chercheurs. Est-ce parce qu'elle ne donnait qu'exceptionnellement des résultats positifs, est-ce aussi parce qu'il est communément admis que cette recherche est presque toujours infructueuse? Il est vrai de dire que les résultats obtenus par la méthode de l'examen direct ne sont guère encourageants; personnellement nous avons pratiqué un examen direct de tous les échantillons de pus tuberculeux (ou supposé tel) que nous avons eu à notre disposition, et nous n'avons trouvé qu'une fois des bacilles dans la préparation après une longue recherche; encore devons-nous ajouter qu'il y en avait deux sur toute la lame et que ce pus était extrêmement riche en bacilles de Koch, puisque nous en avons compté 90 par champ après recherche par la méthode d'homogénéisation qui sera décrite plus loin.

A l'heure actuelle, c'est Mozer qui, le premier, a parlé de la « *recherche du bacille de Koch dans le pus des tuberculoses externes* » par homogénéisation et centrifugation, voici d'ailleurs le texte de sa communication à la Société de Biologie :

« J'ai eu l'occasion d'examiner depuis le mois de juin 1920, 84 pus de tuberculose externe à l'Hôpital maritime de Berck.

Les recherches ont porté sur des pus provenant des localisations les plus variées : adénites, gommes, ostéites, tumeurs blanches, coxalgie, maux de Pott, il s'agissait en général de tuberculoses fermées, parfois fistulisées, le pus avait été homogénéisé par la soude suivant la technique préconisée par Bezançon et Philibert pour les crachats avec de très légères variantes.

Dans les liquides séro-grumeleux, l'examen ne porte que sur les grumeaux, dans les pus épais, constitués par une purée de fins grumeaux, la quantité optima de lessive de soude à 10 % est de 2 volumes pour 1 volume de pus. Le mélange additionné de 5 volumes d'eau distillée est placé sur la platine chauffante et agité 10 minutes, au cours desquelles on ajoute goutte à goutte 10 nouveaux volumes d'eau distillée ; le pus ainsi homogénéisé est versé après refroidissement dans des tubes à centrifuger et additionné de XX gouttes d'alcool à 60°. Après centrifugation d'une heure, le culot est étalé soigneusement sur lame et coloré par le Ziehl ; dans ces conditions, le bacille de Koch a été noté 79 fois sur 84 examens en proportion très variable suivant les cas ; après examen de la lame pendant un quart d'heure le chiffre a varié depuis trois bacilles en tout jusqu'à 7 à 8 bacilles par champ. Dans la plupart des cas, il s'agit de bacilles fortement granuleux ; dans le pus provenant d'abcès ossifluents fistuleux avec infection secondaire, la recherche est particulièrement longue.

Sur les cinq cas négatifs, il s'agissait trois fois d'abcès

fistulisés, l'épreuve de l'inoculation du cobaye a été positive dans ces trois cas.

Ces faits ne mériteraient certainement pas d'être rapportés, la présence du bacille de Koch dans le pus d'abcès froid semblant *a priori* évidente, s'il n'existait dans la plupart des milieux médicaux, même dans les milieux spécialisés, cette croyance que la recherche des bacilles de Koch dans le pus des tuberculoses externes est habituellement infructueuses. C'est en partant de cette idée que de nombreux procédés souvent très ingénieux, tirés à l'étude chimique ou de la recherche des enzymes du pus ont été préconisés pour arriver au diagnostic étiologique; or, le plus simple des procédés et le plus précis est évidemment la recherche du bacille de Koch par l'homogénéisation, qui nous a donné avec un outillage restreint 96 % de résultats positifs ».

Grysez et Bernard, peu de temps après, publiaient : « *Un procédé d'homogénéisation des produits tuberculeux (crachats, pus, fèces) par la bile* ».

La bile de bœuf, filtrée et stérilisée, additionnée de 2 gouttes de teinture d'iode par cc. est ajoutée dans la proportion de 8 à 10 volumes au milieu à homogénéiser. On agite ensuite dans un tube large bouché au liège.

Temps de fluidification : 18 heures à 37°
— — 3 heures au bain marie à 100°
— — quelques minutes à l'ébulition.

(Dans ce dernier cas, ajouter l'eau salée avant l'ébullition.)

Après refroidissement, ajouter au milieu un tiers de son volume d'eau salée saturée pour augmenter sa densité, mélanger et additionner le tout à 2 ou 3 cc. d'éther. Agiter, centrifuger; temps de centrifugation : 4 minutes à 1.500 tours à la minute; l'éther monte à la surface, il se forme une pellicule à la limite de séparation entre l'éther et la bile, on étale les fragments de cette pellicule; fixer par flambage à l'alcool absolu, colorer à chaud 15 minutes, décolorer énergiquement, par l'alcool acétique au tiers.

Après une énumération de résultats obtenus pour les crachats, les auteurs ajoutent « nous avons décelé des bacilles de Koch dans 4 cas d'abcès froid, dans un pus de fistule consécutive à une coxalgie et dans 3 liquides de pleurésie ».

Enfin, plus récemment (7 mai 1921) Renaux communiquait une note « *Sur l'homogénéisation des crachats tuberculeux et la recherche des bacilles de Koch dans le pus d'abcès froid et d'adénites suppurées et dans les urines* ».

« Les crachats (1 à 2 cc.) sont portés à l'autoclave à 120°; on maintient cette température pendant 2 ou 3 minutes, puis on laisse refroidir. Au sortir de l'autoclave, on centrifuge un instant pour collecter les grumeaux, puis on décante, et on ajoute au culot 10 à 20 fois son volume de soude à 5 ‰ ou de soude décinormale; le volume de soude importe naturellement moins que sa concentration; on porte le tube au bain-marie bouillant en agitant fréquemment et on l'y laisse jusqu'à dissolution complète du coagulum, c'est-à-dire 5 à 10 minutes en moyenne; on centrifuge alors le liquide encore chaud car il arrive parfois qu'il devienne moins fluide par refroidissement. Durée de la centrifugation: 15 minutes à 2000 tours; le culot obtenu très minime, constitue un mince enduit tapissant le fond du tube, on étale et on colore par le Ziehl.

» Par cette méthode très rapide, 50 à 60 minutes, j'ai toujours obtenu un enrichissement considérable des produits examinés, l'aspect est celui d'une culture de bacilles tuberculeux.

» J'ai appliqué cette même technique à la recherche des bacilles de Koch dans les pus de coxalgie et d'adénite suppurée, où les bacilles sont toujours très rares; ils furent trouvés rapidement dans tous les cas ».

DEUXIÈME PARTIE

LA RECHERCHE DU BACILLE DE KOCH DANS LE PUS TECHNIQUE PERSONNELLE ET RÉSULTATS OBTENUS

Deux principes essentiels devaient nous guider dans le choix d'une méthode d'homogénéisation.

Il fallait d'abord que cette méthode soit sûre et qu'elle ait fait ses preuves.

Il fallait d'autre part qu'elle soit simple et rapide.

Nous avons cru trouver ces deux conditions réalisées par la technique de Bezançon et Philibert.

Cette technique, en effet, devenue courante aujourd'hui, a toujours donné des résultats satisfaisants dans l'homogénéisation des crachats, et l'agent fluidifiant employé, la lessive de soude paraît être à l'heure actuelle le plus communément utilisé. Personnellement nous avons eu souvent l'occasion de pratiquer des homogénéisations de crachats par la soude et nous avons remarqué que peu de produits donnaient une fluidification aussi parfaite. De sorte que nous n'avons aucune raison de préférer une autre technique à celle-là.

Nous savions d'autre part officieusement (car nos premières recherches sont antérieures à la publication de Mozer) que cette méthode avait été essayée au laboratoire de Berck-Plage et qu'elle semblait donner un bon résultat.

Quant à la simplicité du procédé, elle est indiscutable, puisqu'en trois quarts d'heure le laboratoire est en mesure de donner une réponse et que l'outillage nécessaire est en somme très réduit, une solution de lessive de soude, une capsule en porcelaine, de l'eau distillée, un bec Bunsen et une centrifugeuse. Il n'est pas de laboratoire où l'on n'ait rapidement et facilement la possibilité de pratiquer une telle recherche, et dans les meilleures conditions.

Ces deux bases ont été le point de départ des travaux dont nous allons maintenant exposer le détail.

Il convient toutefois avant cet exposé de préciser sommairement la conception actuelle de l'anatomie pathologique de l'abcès tuberculeux car cette notion, comme on le verra, est d'une importance pratique considérable en ce qui concerne les conditions d'un prélèvement du pus et d'un examen ultérieur favorables.

CHAPITRE PREMIER

LE PUS TUBERCULEUX COMMENT LE RECUEILLIR POUR REALISER UN EXAMEN FAVORABLE

§ 1. — Anatomie pathologique

« Tout abcès froid, écrit M. le professeur Forgue dans sa *Pathologie externe,* a pour paroi limitante une membrane que Lannelongue a désignée sous le nom de *membrane tuberculogène;* elle a, dans l'évolution de l'abcès, un rôle actif, elle n'est pas une simple poche inerte, limitante ; elle représente au contraire la portion envahissante et progressive qui produit le pus et propage la lésion; cette paroi est tantôt mince, tantôt épaisse; alors que, dans certains abcès ossifluents, elle est réduite à une poche fibreuse de faible épaisseur, elle peut atteindre, dans certaines suppurations froides du tissu cellulaire sous-cutané, une épaisseur de 2 à 3 centimètres due à son infiltration dense par des noyaux tuberculeux confluents.

La surface interne est ordinairement anfractueuse, bourgeonnante; des points jaunâtres, qui répondent à des masses en voie de caséification, occupent dans son épaisseur des diverticules, dus à l'ouverture de foyers pariétaux dans la cavité centrale.

La surface externe présente dans les abcès en voie d'accroissement, des bourgeons excentriques qui s'avancent dans les interstices musculaires, suivent les gaines vasculaires, en un mot envahissent de préférence les points où se rencontre un tissu cellulaire lâche ».

Pratiquement, c'est un double enseignement que nous donne cette notion de la constitution de la membrane tuberculogène :

Les bacilles de Koch se trouvent à l'origine dans la paroi même de l'abcès, infiltrée de noyaux tuberculeux, et nous comprenons pourquoi Lannelongue a pu dire : « La membrane est tout et l'abcès n'est que chose accessoire ».

2° C'est là où ils sont, c'est-à-dire dans des fragments de cette membrane ou dans le pus avoisinant, que nous devons les chercher.

Dans un certain nombre de cas, nous sommes servis par la nature et le pus qui est extrait ou qui s'écoule d'un abcès tuberculeux contient naturellement des grumeaux plus ou moins volumineux provenant de la désagrégation de la membrane tuberculogène caséifiée, mais il est aussi d'autres cas, et assez fréquents, où le pus recueilli est très séreux, très clair et jaune limpide.

Si certaines précautions ne sont pas observées au moment du prélèvement du pus, nous courons le risque de conclure à un examen négatif alors qu'en réalité il s'agit bien de tuberculose.

La même remarque s'impose pour les cas où l'on soumettra à notre examen du pus provenant d'un abcès fistulisé.

Si cette fistule est déjà ancienne, si elle est infectée secondairement (cause de gêne pour le développement des bacilles), si d'autre part le pus qui en provient ne contient pas de grumeaux, nous risquons de conclure également après examen à un résultat négatif.

Et pourtant l'abcès était bien tuberculeux.

Voilà donc deux causes d'erreur qu'il était absolument indispensable d'éliminer.

§ 2. — Le prélèvement du pus

En fait, le but à poursuivre est celui-ci, obtenir dans l'échantillon destiné à l'examen des *grumeaux* si rares et si minimes soient-ils.

Pour y arriver, deux précautions à prendre:

1° Si l'abcès est ponctionné, pratiquer la ponction avec un gros trocart de façon à laisser passer dans le récipient les débris de membranes qui risqueraient d'obstruer un trocart de calibre inférieur.

2° Si l'on n'obtient pas de grumeaux, presser un peu et tâcher d'exprimer l'abcès que l'on ponctionne, de manière à recueillir au moins des parcelles de pus provenant d'une région voisine de la membrane, et ayant par conséquent des chances de contenir des bacilles de Koch.

3° Si le pus est prélevé au cours d'une intervention, choisir naturellement les parties épaisses et grumeleuses.

Enfin, dans le cas d'abcès fistulisé, pratiquer un examen précoce pour deux raisons, d'abord parce que le pus qu'on recueillera risque fort de ne pas provenir de la cavité centrale et par conséquent peut ne contenir que de rares bacilles, en second lieu parce que s'il y a infection secondaire surajoutée, les agents pathogènes facteurs de cette infection gênent considérablement le développement du bacille de Koch et peuvent être cause qu'il passe inaperçu.

Ceci dit, maintenant que nous sommes en mesure de posséder un bon échantillon, voyons comment il y a lieu de l'examiner.

CHAPITRE II

TECHNIQUE PERSONNELLE D'APRES LE PROCEDE DE BEZANÇON ET PHILIBERT

§ 1. — La méthode

Avant tout exposé, une question de principe se pose à propos de l'homogénéisation elle-même. Le but à atteindre étant celui-ci : obtenir après centrifugation du liquide homogénéisé *un culot minimum contenant un nombre de bacilles maximum;* il y avait lieu de trouver le moyen d'obtenir sans altérer les corps bacillaires, une fluidification parfaite, et nous avons été ainsi amené à rechercher jusqu'à quelle dose de soude on pouvait arriver pour détruire aussi complètement que possible « le stroma, la charpente de mucine » dans laquelle les bacilles sont emprisonnés, tout en respectant la texture des bacilles.

Réalisation de la fluidification maxima, sans altération des corps bacillaires. Taux-limite de la solution sodique à employer.

Dans cette intention, nous avons pris une culture pure de bacilles de Koch sur pomme de terre glycérinée et nous en avons dilué une quantité importante, dans 50 cc. d'un pus que nous savions ne pas être tuberculeux, puis nous nous sommes placés exactement dans les conditions de recherche d'après la méthode de Bezançon et Philibert, mais en opérant sur plusieurs échantillons et en observant l'influence de doses croissantes de soude. La quantité de lessive de NaOH proposée par Bezançon et Philibert étant de 1 goutte par centimètre cube de pus, nous avons commencé notre essai par cette quantité et nous avons centrifugé afin de conserver un culot de centrifugation; après quoi, nous avons traité un deuxième échantillon par II gouttes de soude par centimètre cube de pus et nous avons obtenu un culot à peu près identique mais dans lequel microscopiquement nous avons constaté que la préparation présentait un fond déjà moins important avec des bacilles parfaitement colorés, et intacts.

Dans un troisième essai, nous avons opéré dans la proportion de III gouttes de soude par centimètre cube de pus et nous avons obtenu un culot très sensiblement réduit qui nous a fourni une préparation de bacilles encore parfaitement colorés et intacts.

A la dose de X gouttes, tout était détruit dans la préparation; nous nous sommes arrêtés en principe à la dose de III gouttes par centimètre cube, parce qu'elle permet de conserver un fond de préparation juste suffisant ce qui a, comme nous le verrons plus loin, une certaine importance pour l'examen de la lame.

Cette expérience personnelle nous a amené à une première modification toute naturelle de la méthode de Bezançon et Philibert.

Dans un pus particulièrement visqueux, épaix et grumeleur, nous employons II gouttes de soude par centimètre cube de liquide, afin d'obtenir une réduction du culot.

Une deuxième modification bien plus importante sera explosée plus loin à propos de la centrifugation.

Ceci dit, voilà la façon dont nous avons opéré d'après le cadre tracé par Bezançon et Philibert.

A. Homogénéisation. — 1° *Dilution et alcalinisation.* — 1° Mesurer dans un récipient gradué une certaine quantité du pus que l'on a à sa disposition, 2 cc. au moins; 10 cc. constituent la quantité courante. Mesurer une quantité d'eau distillée sûre, dix fois supérieure (10 cc. eau distillée pour 1 cc. pus), mélanger l'échantillon de pus que l'on a mesuré et l'eau distillée que l'on vient de préparer, dans une capsule en porcelaine, et ajouter au mélange une goutte de lessive de soude par cc. de pus (ou II gouttes si le pus est très épais) (1).

Par exemple:

Pus..................	10 cc.
Eau distillée.........	100 cc.
Lessive soude........	X ou XX gouttes.

2° *Chauffe; influence de la température; temps de chauffe.* — Porter la capsule sur la flamme d'un bec Bunsen et chauffer *doucement* de 5 à 10 minutes en remuant constamment avec un agitateur en verre.

Nous devons insister ici sur la façon de chauffer le mélange; nous croyons en effet qu'il est important de procéder à cette opération avec prudence afin d'éviter l'ébullition qui nous a toujours paru nuisible. Comme nous le disons dans un paragraphe suivant les bacilles que contient le pus tuberculeux sont du type granuleux et nous ont semblé à deux reprises différentes, être très fragiles et sensibles à l'ébullition. Dans ces deux cas, à l'examen de la préparation, les bacilles étaient fragmentés à tel point que leurs débris, tout en étant reconnaissables ne permettaient pas malgré tout un diagnostic mi-

(1) La lessive de soude que nous avons employés est la lessive de soude des savonniers à 36° Baumé.

croscopique sûr. La recherche ayant été pratiquée à nouveau en évitant soigneusement l'ébullition, les bacilles ont été vus intacts.

Quant au temps de chauffe, il nous a semblé variable. Nous avons eu de très bonnes homogénéisations en 5 minutes; dans d'autres cas (pus épais et visqueux), nous avons attendu 10 minutes; nous avons d'ailleurs noté un moyen très simple de s'assurer que la fluidification est suffisante : il suffit de tremper l'agitateur dans le mélange et en le retirant assez rapidement, de constater que le liquide qu'il ramène à son extrémité ne « file plus »; pour comprendre ce détail il suffit de faire l'expérience en trempant l'agitateur dans un récipient contenant de l'eau et de procéder par comparaison avec un récipient contenant du pus non homogénéisé ou un liquide visqueux.

B. *Mesure de la densité.* — L'homogénéisation une fois terminée et après refroidissement Bezançon et Philibert conseillent de prendre la densité du liquide et si la densité dépasse 1004 ajouter un peu d'alcool jusqu'à ce qu'elle retombe au-dessous de 1000.

Nous avons fait plusieurs essais comparés dont les résultats n'ont pas été très concluants; dans les échantillons de pus très pauvres en bacilles (5 à 10 dans la préparation), la centrifugation ayant été pratiquée sans avoir ajouté d'alcool, nous avons mesuré la densité et après adjonction d'alcool dans les proportions indiquées par Bezançon et Philibert, nous n'avons pas remarqué d'enrichissement. Pratiquement d'ailleurs, il semble que cette question de densité du bacille de Koch ne soit pas encore au point et nous ne croyons pas qu'il soit indispensable de tenir compte de ce détail.

C. *Centrifugation.* — Le liquide homogénéisé, une fois refroidi, est versé dans des tubes à centrifugation et centrifugé à la centrifugeuse électrique (1.500 tours à la minute).

La durée suffisante de centrifugation nous a paru être de 30 minutes; nous avons fait à ce sujet des essais comparés qui nous ont montré qu'on n'obtenait pas sensiblement plus de bacilles dans une préparation après 30 minutes de centrifugation qu'après 45 minutes, une heure et même deux heures, chaque fois après adjonction d'alcool.

Mais à propos de la centrifugation, nous avons été amené à une modification personnelle en raison du principe énoncé en tête de ce chapitre, à savoir que le but à atteindre est d'obtenir un culot minimum contenant un nombre de bacilles maximum; d'autre part, nous inspirant de la méthode de Lannoïse et Girard, nous nous sommes demandé quels résultats pourrait donner une double homogénéisation; nous avons alors profité d'un échantillon de pus provenant d'un abcès froid indiscutablement bacillaire au point de vue clinique, et qui nous avait donné après centrifugation un culot assez abondant et dans lequel nous n'avions pu mettre en évidence un seul bacille de Koch; nous avons repris le culot par une goutte de soude et nous avons rempli le tube à centrifuger d'eau distillée (soit environ 30 cc.). Puis, nous avons procédé à une nouvelle homogénéisation dans les conditions habituelles, et à une nouvelle centrifugation, et nous avons obtenu un culot très réduit que nous avons étalé. L'examen microscopique nous a montré 9 bacilles dans la préparation. Ces bacilles étaient naturellement intacts, nous pouvions nous y attendre puisque nous savions par notre expérience personnelle que nous étions loin d'avoir atteint la dose de soude susceptible de les détruire; encouragés par ce résultat, nous avons recommencé cet essai sur d'autres échantillons dans lesquels cette fois nous avions déjà vus des bacilles, et nous avons à tout coup constaté un enrichissement sensible, de sorte que nous croyons pouvoir arriver à cette conclusion importante, *en cas d'examen négatif ou insuffisant, il est absolument indispensable de pratiquer une double homogénéisation dans les conditions que nous venons d'indiquer.*

§ 2. — La préparation

Prélèvement du culot. — La centrifugation une fois terminée, après rejet du liquide surmontant le culot, on prélève une portion de ce culot au moyen d'une anse de platine et on étale sur lame. Dans la plupart des cas, la chose est très simple, le liquide surnageant n'offrant aucune particularité. Mais dans certains cas, nous avons remarqué à la surface de ce liquide une nappe huileuse plus ou moins étendue. Renseignements pris, il s'agissait souvent de pus provenant d'un abcès dans lequel on avait injecté de l'huile de Calot ou de l'éther iodoformé. Mais à trois ou quatre reprises, nous avons fait la même constatation à propos d'abcès qui n'avaient jamais été traités. Il s'agissait de pus en relation avec une lésion osseuse (mal de Pott, ostéite par exemple) et ce qui nous a frappé, c'est la grande difficulté de coloration des préparations. En effet, la nappe grasse surnageante allait se mêler au culot au cours du rejet du liquide hors du tube à centrifuger et l'on obtenait une lame dont certaines portions ne séchaient pas, et en tout cas très difficilement colorable par le bleu de méthylène. Comme nous estimons que pour faciliter la recherche microscopique la coloration du fond a une grande importance, nous avons obvié à cet inconvénient en plongeant dans le tube à centrifuger sitôt retiré de la centrifugeuse, une pipette stérilisée à extrémité inférieure de calibre assez fort et nous avons aspiré tout ou en partie le dépôt qui siégeait au fond du tube.

Nous avons pu ainsi obtenir des étalement et des colorations convenables.

b) *Etalement sur lame.* — L'étalement sur lame doit être assez épais de sorte que les bacilles qui peuvent se trouver en amas se soient pas trop dissociés et pour que, d'autre part, le fond de la préparation soit suffisamment coloré.

c) *Coloration.* — Pour la coloration nous avons toujours employé la méthode classique de Ziehl-Nelsen:

1° Ziehl à chaud 5 minutes.

2° *a*) Décoloration soigneuse à l'acide nitrique à un tiers: 2 minutes.

b) Décoloration soigneuse à l'alcool à 60° (2 à 3 minutes).

3° Recoloration du fond par le bleu de méthylène en solution aqueuse ou alcoolique.

Nous avons dit plus haut que la question de la bonne recoloration du fond était importante. En effet, il faut toujours penser que l'on peut examiner un pus très pauvre en bacilles, et si, comme cela arrive quelquefois la préparation ne contient que 6 ou 7 bacilles, non seulement l'examen est très long, mais aussi très pénible pour le chercheur. C'est pour ce motif que nous avons rejeté la coloration de Spengler. Or, nous avons noté quelques cas où, malgré toutes les précautions prises la recoloration était manifestement insuffisante. Nous avons obtenu alors de bons résultats avec des bleus plus mordants que le bleu de méthylène, par exemple, le bleu de Lœffler et le bleu de Unna, à la condition de prolonger un peu leur action (3 à 5 minutes). Mais nous avons obtenu des recolorations parfaites avec une solution de vert malachite à 5 %.

§ 3. — Examen de la préparation

L'examen de la préparation doit être particulièrement minutieux, et peut durer de 15 à 20 minutes sans donner de résultats. Il est d'ailleurs indispensable de prévoir toujours qu'on a affaire à un pus pauvre en bacilles et de préparer trois ou quatre lames si l'importance du culot le permet. Toutefois, avec un peu d'habitude et de patience nous sommes arrivé à trouver assez de bacilles pour que le diagnostic microscopique soit indiscutable, après une recherche de 8 à 10 minutes sur la même lame. Il faut signaler également que les résultats sont très inconstants. Personnellement nous avons trouvé quatre bacilles de toute une préparation et, dans un autre cas, nous avons pu en compter 90 dans un seul champ.

Ajoutons enfin que tous les bacilles, que nous avons rencontrés, sont du type granuleux, quelquefois de forme irrégulière, légèrement coudés et en général de dimensions dépassant un peu celles des bacilles que l'on trouve dans les crachats. Ils peuvent se trouver soit isolés, soit agglutinés; ils forment parfois des amas très serrés et nous avons pu en compter jusqu'à une vingtaine.

TROISIÈME PARTIE

CHAPITRE PREMIER

OBSERVATIONS : 48 (1)

1° CAS POSITIFS

Observation Première

P. E..., 68 ans, entre le 29 octobre 1920 dans le service de M. le professeur Forgue, salle Dubreuil, n° 14, présentant une tumeur blanche évoluant depuis un an environ avec abcès froid non fistulisé dans la région interne du pli du coude. Ponction de l'abcès.

Examen. — Présence de bacilles de Koch.

Observation II

M. C..., étudiant, 23 ans, à la consultation de M. le professeur Tédenat, 12 octobre 1920, porteur d'un abcès froid costal. Ponction.

Examen. — Présence de bacilles de Koch.

Observation III

C. M..., 40 ans, entre le 16 janvier 1921, dans le service de M. le professeur Tédenat, salle Paulet, n° 9, présen-

(1) Les matériaux cliniques nous ont été fournies par MM. les Professeurs Forgue, Tédenat, Estor, Vedel et leurs collaborateurs. Nous leur adressons nos remerciements pour l'intérêt qu'ils ont porté à nos recherches.

tant un abcès pottique de la fosse iliaque gauche, ayant fusé vers la cuisse. Ponction.

Examen. — Présence de bacilles de Koch assez nombreux.

Observation IV

E. J..., 29 ans, atteint de tumeur blanche du genou gauche depuis deux ans, entre le 15 novembre 1920, dans le service de M. le professeur Tédenat, salle Bouisson, n° 22, et présente un volumineux abcès froid ayant fusé dans les parties molles du tiers inférieur de la cuisse et provenant d'un point de départ trochantérien. Ponction.

Examens. — 15 novembre 1920, 1er décembre 1920, 8 janvier 1921, 15 mars 1921 : nombreux bacilles de Koch.

Observation V

G. M..., 52 ans, entre le 9 novembre 1920, dans le service de M. le professeur Tédenat, salle Paulet, n° 9, présentant un abcès pottique de la fosse iliaque droite. Ponction.

Examen. — Présence de bacilles de Koch.

Observation VI

P. F..., 23 ans, entre le 13 avril 1920, dans le service de M. le professeur Forgue, salle Delpech, n° 28 ; atteint d'ostéite bacillaire à localisations multiples (calcanéum, cubitus) ; *cuti-réaction positive,* un pus grumeleux est recueilli le 10 décembre 1920 et nous est adressé.

Examen. — Présence de bacilles de Koch.

Observation VII

R. E..., 42 ans, entre le 23 décembre 1920, dans le service de M. le professeur Tédenat, salle Bouisson, n° 14, et présente un abcès dans la région épigastrique, d'un diagnostic difficile, on pense qu'il s'agit peut-être d'un abcès froid, ossifluent, d'origine mal précisable.

Le malade toussant et crachant un peu, nous pratiquons également un examen des expectorats:

Examen. — Présence de bacilles de Koch.

Observation VIII

R. C..., abcès froid costal. Ponction.

Examen. — Présence de bacilles de Koch.

(Echantillon envoyé: 2 cc. de pus sanguinolent, par le docteur Bentkowski.)

Observation IX

V. L..., 19 ans, entre le 29 avril 1921, dans le service de M. le professeur Tédenat, salle Paulet, n° 17, atteinte de mal vertébral postérieur et présentant un abcès froid de la paroi thoracique. Ponction.

Examen. — Présence de bacilles de Koch.

Observation X

F. T..., 34 ans, entre le 14 janvier 1921 dans le service de M. le professeur Tédenat, salle Bouisson, n° 8, porteur d'un volumineux abcès pottique (cuisse gauche). Ponctions successives.

Examens. — 20 janvier, 3 février, 15 avril 1921: présence de bacilles de Koch.

Observation XI

B. M..., 30 ans, se présente, le 15 janvier 1921 à la consultation de M. le professeur Tédenat porteur d'un abcès froid costal. Ponction.

Examen. — Présence de bacilles de Koch.

Observation XII

M. B..., 19 ans, entre le 27 janvier 1921 dans le service de M. le professeur Forgue, salle Dubreuil, n° 8, atteinte de mammite bacillaire.

Le 31 janvier 1921 : ouverture spontanée et évacuation d'un pus crémeux qui nous est adressé.

Examen pratiqué le 1er février 1921 : présence de bacilles de Koch.

Intervention le 4 février 1921, amputation total de la glande avec ablation du paquet ganglionnaire mammaire externe ; l'examen histologique pratiqué par le docteur Roux révèle la présence de « deux follicules tuberculeux avec cellule géante typique centrale » et d'une infiltration leucocytique nodulaire étendue à toute la surface du fragment prélevé.

Observation XIII

B. J..., 45 ans, entre le 22 janvier 1921, à la salle Delpech, lit 11, service de M. le professeur Forgue, présentant une tuméfaction de la racine de la verge et de la région sus-pubienne.

Diagnostic : abcès froid ossifluent à point de départ pubien.

Un examen du pus recueilli au cours de l'intervention

est pratiqué le 3 février et révèle la présence de nombreux bacilles de Koch.

Observation XIV

M. C..., 13 ans, entre le 8 décembre 1919, dans le service de M. le professeur Estor pour mal de Pott dorso-lombaire, corset plâtré le 8 décembre 1919 et le 15 juin 1920, puis passe à Palavas.

Revient en décembre présentant deux abcès, un à la face antérieure, l'autre à la face postérieure du fémur droit.

Ponction, 10 décembre 1920, 1 litre de pus; éther iodoformé.

5 janvier 1921 : le malade présente un abcès volumineux siégeant à la face antérieure et à la face postéro-externe de la cuisse droite. Ponction : 250 grammes de pus; éther iodoformé.

14 février 1921 : l'abcès est redevenu volumineux et tendu. Ponction, 750 gr. de pus, éther iodoformé.

Examen du pus le 24 février 1921 : présence de bacilles de Koch.

Observation XV

V. M.., 24 ans, entre le 30 mars 1921 dans le service de M. le professeur Tédenat, atteinte de coxalgie gauche et présentant à la fesse gauche un volumineux abcès froid. Ponction.

Examen. — Présence de nombreux bacilles de Koch.

Observation XVI

M. M..., 69 ans, entre le 22 mars 1921, dans le service de M. le professeur Forgue, salle Delpech, n° 16, porteuse d'un abcès froid costal. Ponction.

Examen. — Présence de très nombreux bacilles de Koch (90 dans un champ).

Observation XVII

A. M..., 60 ans, entre le 28 février 1921, dans le service de M. le professeur Tédenat, salle Paulet, n° 29, présentant un gros abcès froid de coxalgie. Ponction.

Examen. — Après première homogénéisation et centrifugation : pas de bacilles de Koch.

Après reprise du culot par une goutte de soude selon la technique indiquée page 38 : présence de quelques bacilles de Koch (9 dans une lame).

Observation XVIII

V. J..., 45 ans, entre le 4 avril 1921 à la salle Delpech, lit 35, service de M. le professeur Forgue, atteint d'abcès froid costal.

Le 1er avril, un examen du pus antérieur à l'intervention est pratiqué et révèle la présence de bacilles de Koch assez nombreux.

Osservation XIX

G. I..., 56 ans, entre le 18 avril 1921 dans le service de M. le professeur Tédenat, présentant un abcès froid d'origine pottique. Ponction.

Examen. — Présence de bacilles de Koch.

Observation XX

M. A..., abcès froid du premier espace intermétatarsien (pied gauche). Ponction.

Examen. — Présence de bacilles de Koch

Pus remis par M. le professeur agrégé Lapeyre.

Observation XXI

M. L..., 36 ans, entre le 28 avril 1921 dans le service de M. le professeur Forgue, salle Dubreuil, n° 6, atteinte de coxalgie droite ancienne et présentant un volumineux abcès de la fesse droite, abcès froid de coxalgie. Ponction.

Examen. — Présence de nombreux bacilles de Koch.

Observation XXII

S. B..., 12 ans, entre le 21 mai 1921 dans le service de M. le professeur Estor et présente une tumeur blanche du coude. Ponction.

Examen. — Présence de nombreux bacilles de Koch.

Observation XXIII

B. H..., 11 ans, entre le 23 décembre 1920 dans le service de M. le professeur Estor, atteinte du mal de Pott. On assiste à la formation d'un abcès ossifluent qui est ponctionné le 27 mai 1921.

Examen. — Présence de bacilles de Koch.

Observation XXIV

M. M..., 22 ans, entre le 14 mai 1921 dans le service de M. le professeur Tédenat, salle Paulet, n° 22, porteuse d'un abcès froid d'origine coxalgique.

Ponction.

Examen. — Présence de bacilles de Koch.

Observation XXV

P. A..., 40 ans, entre le 11 avril 1921 dans le service de M. le professeur Tédenat, salle Bouisson, n° 17, porteur d'un abcès froid dans la région de la fosse iliaque droite et atteint de tuberculose pulmonaire.

Examen. — Présence de bacilles de Koch.

Observation XXVI

J. A..., 40 ans, entre le 1er juillet 1921 dans le service de M. le professeur Vedel pour scapulalgie et gomme tuberculeuse du biceps. Le malade étant un spécifique avéré, on se demande si cette gomme n'est pas syphilitique.

Ponction le 2 juillet. 2 centimètres cubes de pus nous sont envoyés.

Examen. — Très nombreux bacilles de Koch.

Comme le malade tousse et crache, nous pratiquons un examen de crachats qui révèle à l'examen direct la présence de bacilles de Koch.

Observation XXVII

I. H..., entre le 6 juillet 1921 dans le service de M. le professeur Estor porteur d'un abcès froid costal. Ponction.

Examen. — Présence de bacilles de Koch.

Observation XXVIII

D. J..., entre le 8 juillet 1921 dans le service de M. le professeur Tédenat porteur d'un abcès froid de la région temporale droite, et venant du Sanatorium Bon-Accueil. Ponction.

Examen. — Très nombreux bacilles de Koch.

Examen des crachats. — Présence de bacilles de Koch.

Observation XXIX

F. M... entre le 21 novembre 1921 dans le service de M. le professeur Estor présentant un abcès froid thoracique. Ponction.

Examen. — Nombreux bacilles de Koch.

Observation XXX

R. M... entre le 23 novembre 1921 dans le service de M. le professeur Tédenat, salle Paulet, n° 3, atteinte d'abcès froid iliaque. Ponction.

Examen. — Présence de bacilles de Koch.

Observation XXXI

V. L... entre le 10 décembre 1921 dans le service de M. le professeur Tédenat, salle Bouisson, n° 24, atteint d'adénite bacillaire suppurée. Un échantillon de pus nous est adressé.

Examen. — Présence de bacilles de Koch.

Observation XXXII

D. C..., adénite bacillaire. Ponction.

Examen. — Nombreux bacilles de Koch.

Observation XXXIII

C. G..., tumeur blanche du genou droit.

Examen. — Très nombreux bacilles de Koch.

Observation XXXIV

S. J... entre le 11 janvier 1922 dans le service de M. le professeur Estor atteint d'abcès froid. Ponction.

Premier examen. — Rares bacilles de Koch (3).

Deuxième examen (après double homogénéisation). — 11 bacilles dans la préparation.

Observation XXXV

B. J... entre le 5 janvier 1922 dans le service de M. le professeur Tédenat, salle Paulet, n° 10, atteinte d'abcès froid costal. Ponction.

Examen. — Présence de bacilles de Koch.

Observation XXXVI

R..., adénite bacillaire.

Examen. — Présence de bacilles de Koch.

Observation XXXVII

D. A... entre le 22 février 1922 dans le service de M. le professeur Vedel, salle Bichat, n° 11, atteint de pyopneumothorax. On nous envoie un échantillon de pus pleural.

Examen. — Présence de bacilles de Koch.

Observation XXXVIII

B. M... entre le 24 février 1922 dans le service de M. le professeur Forgue atteinte d'annexite d'origine douteuse, mais bacillaire probablement. On nous demande un examen bactériologique du pus recueilli au cours de l'intervention.

Ensemencement sur agar. — Pas de culture.

Recherche du bacille de Koch. — Présence de bacilles de Koch.

2° CAS NEGATIFS

Sujets reconnus ultérieurement non tuberculeux

Observation XXXIX

A... est envoyé dans le service de M. le professeur Forgue, salle Delpech, n° 25, avec le diagnostic de tumeur blanche du genou. Après examen, on pense à la possibilité d'une arthrite bacillaire, mais avec quelques réserves en raison de l'allure aiguë de l'affection. Après ponction de la tumeur, un échantillon de liquide sanguinolent nous est adressé, le 30 octobre 1920.

Examen. — Pas de bacilles de Koch.

Une cuti-réaction pratiquée le 15 novembre 1920 est également négative et le diagnostic porté est définitivement celui d'arthrite subaiguë du genou.

Observation XL

V. D. H..., 18 ans, entre le 25 octobre 1920 dans le service de M. le professeur Forgue souffrant du genou droit et boitant. Il s'agit d'un cas difficile. Le malade a été traité pour syphilis articulaire avant d'entrer à l'hôpital Suburbain et, après traitement mercuriel, n'a vu qu'augmenter ses douleurs; on constate à l'examen un genou globuleux et une tuméfaction régulière, à développement surtout marqué vers la face interne du tiers inférieur de la cuisse et présentant une fluctuation nette.

Douleur à la pression, quelques ganglions inguinaux; une radiographie est pratiquée et montre une lésion surtout diaphysaire, avec décollement périostique du tiers inférieur du fémur.

On pense avec réserves à une tumeur blanche possible.

Première ponction (30 octobre 1920). — Liquide très sanguinolent.

Examen. — Pas vu de bacilles de Koch.

Cuti-réaction à la tuberculine négative.

Deuxième ponction (10 novembre 1920). — Sang pur en abondance. Augmentation de volume très rapide de l'articulation; le diagnostic d'*ostéo-sarcome* est posé. Une nouvelle radiographie ne révèle rien de plus que la première, le 27 novembre 1920. Amputation haute de la cuisse.

Examen de la pièce. — Volumineux chondro-sarcome de l'extrémité inférieure du fémur. Vérification histologique et confirmation du diagnostic. (Laboratoire d'anatomie pathologique de la Faculté.))

Observation XLI

A. C..., ayant subi dans le service de M. le professeur Estor une néphrectomie (rein tuberculeux), présente dans la région de la cicatrice un abcès assez volumineux qui peut, en raison du terrain sur lequel il évolue, faire penser à un abcès froid.

Examen. — Pas vu de bacilles de Koch.

Le diagnostic possible est écarté ultérieurement; il s'agit seulement d'une collection ayant pour origine une infection secondaire.

Observation XLII

T. A..., 43 ans, entre le 7 avril dans le service de M. le professeur Forgue, salle Delpech, n° 19, présentant une tuméfaction de la partie moyenne de la région carotidienne. Début ayant le caractère d'un ganglion inflammatoire, augmentation de volume de ce ganglion. A l'entrée, le malade présente une grosse masse ganglionnaire droite dépassant en haut l'angle du maxillaire inférieur, et en bas descendant jusqu'à deux travers de doigt de la clavicule. De plus, le malade présente de la stomatite ulcéro-membraneuse; en raison des symptômes subaigus de la région carotidienne, on pense à une affection inflammatoire banale à point de départ buccal.

Ponction. — Pus banal, amicrobien (examen direct et ensemencement).

Recherche du bacille de Koch négative.

Inoculation au cobaye le 20 avril 1921, vérifiée négative le 30 mai 1921.

Observation XLIII

M. M... entre le 12 mai 1921 dans le service de M. le professeur Tédenat. Diagnostic: octéo-arthrite suppurée de la hanche d'origine indéterminée.

Un échantillon de pus nous est envoyé le 24 juillet 1921 pour examen bactériologique. L'ensemencement sur agar ne donne pas de culture. La recherche du bacille de Koch est négative. Nous pratiquons une inoculation au cobaye qui est vérifiée négative le 28 août.

Entre temps d'ailleurs la malade avait succombé et le diagnostic établi fut celui d'ostéo-arthrite post-puerpérale.

Observation XLIV

G. J... entre le 10 novembre 1921 dans le service de M. le professeur Estor pour arthrite suppurée du genou. On nous envoie un échantillon de pus sanglant.

Examen. — Pas vu de bacilles de Koch.

Inoculation au cobaye le 11 novembre, vérifiée négative le 10 décembre 1921.

Il a été reconnu ultérieurement qu'il ne s'agissait pas d'une arthrite bacillaire.

Observation XLV

P. J... entre le 10 décembre 1921 dans le service de M. le professeur Vedel atteinte de péritonite. Quelques jours après se produit une fistule spontanée à l'ombilic. Bien que le diagnostic de tuberculose ne s'impose pas d'emblée, on désire pouvoir l'écarter d'une façon sûre.

Examen. — Pas vu de bacilles de Koch.

Inoculation au cobaye le 16 décembre 1921, vérifiée négative le 15 janvier 1922.

Des recherches ultérieures pratiquées au laboratoire par Mlle le docteur Giraud ont montré qu'il s'agissait d'une péritonite d'origine pneumococcique.

3° CAS NEGATIFS (1)

Diagnostic de tuberculose maintenu

Observation XLVI

M. G..., 59 ans, entre le 21 septembre 1920 dans le service de M. le professeur Forgue atteinte d'ostéite chronique et présentant une fistule du tibia déjà ancienne. Un échantillon du pus provenant de la fistule et recueilli au cours d'un pansement nous est envoyé le 7 novembre 1920. Liquide purulent, très clair, apparaissant d'ailleurs impropre à une recherche du bacille de Koch, mais c'est tout ce qu'on a pu obtenir.

Examen. — Pas vu de bacilles de Koch.

Observation XLVII

G. B..., 11 ans, entre le 26 octobre 1919 dans le service de M. le professeur Estor pour une coxalgie droite dont elle est atteinte depuis octobre 1917.

Coxalgie typique. Pas d'abcès ni de menace apparente d'abcès. Le 4 novembre 1919, un appareil plâtré est constitué et la malade est envoyée à Palavas, qu'elle quitte

(1) L'inoculation au cobaye des pus des obs. 46, 47 48 n'a pas été faite, ces recherches comptent parmi les premières que nous avons pratiquées et nous n'avons fait systématiquement les innoculations animales qu'à partir de notre sixième cas, postérieur en da e aux trois cas de ce groupe. Malgré l'absence de cette preuve biologique, le diagnostic clinique de tuberculose demeure ferme ; nous nous expliquons plus loin (chapitre II § I sur le caractère négatif de notre recherehe.

fin mai en bon état. Revient dans le service de M. le professeur Estor le 23 juillet 1920, se plaignant de douleurs dans le dos et présentant de la fièvre avec des phénomènes généraux. On enlève le plâtre, qui est inondé de pus. On découvre un abcès fistulisé au niveau de l'articulation sacro-iliaque droite; peu de temps après, il se forme un nouvel abcès au-dessus de l'arcade crurale. Puis on constate une fusée purulente le long de la gaine des vaisseaux fémoraux. On incise et on draine.

10 *octobre* 1920. — La plaie de la cuisse est presque fermée, la plaie crurale suppure toujours. Sur notre demande, un échantillon de pus nous est envoyé; le résultat de l'examen est négatif. Noter qu'il s'agit d'une tuberculose datant de trois ans, d'un abcès fistulisé datant de deux mois et de pus recueilli dans le pansement.

Observation XLVIII

G. O..., 13 ans, entre le 20 septembre 1919 dans le service de M. le professeur Estor se plaignant de douleurs très vives de la hanche gauche et présentant une tuméfaction de cette région. On constate la présence d'un abcès sous-aponévrotique; la hanche est libre mais présente une réaction légère.

24 *septembre* 1919. — Incision très large de l'abcès pour éviter une lésion de la hanche; on tombe sur une vaste poche de pus (300 à 500 grammes), avec trajet conduisant sur le grand trochanter par sa face profonde. On découvre un deuxième abcès profond occupant toute la fesse.

Curetage du foyer d'ostéite trochantérienne. Lavage à l'alcool, bourrage de la vaste plaie à la gaze alcoolisée.

24 *novembre* 1920. — La malade présente alors trois trajets fistuleux à direction convergente vers le grand trochanter, suppuration abondante; c'est un échantillon de ce pus qui nous est adressé le 1er décembre 1920, à l'occasion d'un pansement. Résultat négatif.

CHAPITRE II

VALEUR DE LA METHODE EMPLOYEE
DISCUSSION

§ 1. — Résultats obtenus

Sur les 48 examens dont on vient de lire les résultats, 38 sont positifs et 10 négatifs.

Sur les 10 cas négatifs, il y en a 7 pour lesquels le diagnostic de tuberculose a été abandonné ultérieurement:

Observ. 39 : Arthrite subaiguë non tuberculeuse du genou.
— 40 : Ostéo-sarcome du genou.
— 41 : Abcès banal post-opératoire.
— 42 : Adéno-phlegmon non tuberculeux du cou.
— 43 : Ostéo-arthrite post-puerpérale.
— 44 : Arthrite suppurée du genou non bacillaire.
— 45 : Péritonite d'origine pneumococcique.

En tenant compte de cette rectification, la statistique que nous présentons est portée à 95 p. 100 environ des cas positifs.

Mais il nous reste 3 cas négatifs:

Observ. 46 : Ostéite fistulisée ancienne du tibia.
— 47 : Abcès froid fistulisé ancien (coxalgie).
— 48 : Abcès froid fistulisé ancien (trochantérite).

Si l'on rapproche d'une part ces trois observations, qui sont en somme très comparables : tuberculose, soit, mais vieille tuberculose fistulisée, et d'autre part ce que nous avons dit au chapitre premier de la deuxième partie à propos du pus tuberculeux, on voit déjà que les conditions optima du prélèvement ne sont pas réalisées.

En effet, puisque c'est dans des parcelles de la « membrane tuberculogène » que nous avons des chances de trouver les bacilles de Koch, il va de soi que plus la région du prélèvement est éloignée de cette membrane et plus nos chances diminuent ; dans la plupart de nos cas positifs, le pus a été prélevé par ponction et, lorsqu'il provenait de fistules, il contenait des grumeaux favorables à l'examen.

Il faut noter, en outre, que dans un trajet fistuleux il peut y avoir infection secondaire et que le développement du bacille de Koch est gêné par la flore microbienne surajoutée.

Enfin, dans ces trois cas, le pus soumis à notre examen avait dû, comme on l'a vu, être prélevé du fait des circonstances, au cours du pansement ou dans le pansement même.

Ces trois échecs nous fournissent donc un enseignement pratique caractéristique en même temps qu'une confirmation des notions que nous avons données concernant la façon de prélever le pus destiné à l'examen. D'ailleurs, des cas semblables sont exceptionnels et, en principe, ne doivent pas se présenter car, si la recherche du bacille de Koch dans le pus est pratiquée couramment, il est évident qu'on n'attendra pas qu'une fistule soit vieille de deux mois pour demander un examen au laboratoire ; nous avons eu, en effet, plusieurs cas positifs d'abcès fistulisés récents.

Ajoutons toutefois :

1° Que ces trois examens négatifs figurent chronologiquement parmi les cinq premières épreuves que nous avons pratiquées et que nous pouvons donc nous demander si le résultat n'eût pas été différent plus tard, entre nos mains, plus familiarisées avec les techniques et avec l'examen;

2° Que nous n'avons pas inoculé au cobaye ces trois pus où notre recherche s'est montrée négative; nous le regrettons. Dès notre sixième examen, nous avons décidé d'avoir recours systématiquement à cette inoculation pour tous nos cas négatifs.

Nous n'avons pas voulu écarter de notre statistique, sous le prétexte peut-être trop facile des tâtonnements inévitables d'un début, ces trois cas négatifs, auxquels manque d'ailleurs la preuve biologique.

Néanmoins, nous devons souligner que, au cours d'une série *ininterrompue* de quarante-cinq recherches, les résultats de notre investigation, qu'ils soient négatifs ou positifs, se sont montrés en concordance rigoureuse avec la réalité clinique.

CONCLUSIONS

I. — Contrairement à l'opinion courante, le bacille de Koch peut être mis en évidence directement dans le pus tuberculeux. Le diagnostic microscopique est relativement facile et rapide; la méthode est simple, mais la réponse du laboratoire dépend en partie des précautions prises au cours du prélèvement de l'échantillon sur lequel porte l'examen.

La technique à laquelle nous nous sommes ralliés est celle que Bezançon et Philibert emploient pour les crachats. (Homogénéisation par la soude.)

Nous y avons apporté personnellement les modifications suivantes, qui permettent de l'adapter à l'homogénéisation du pus :

1° Augmentation de la dose de soude, qui donne une fluidification plus parfaite;

2° Suppression de l'ébullition, qui risque d'abimer les bacilles;

3° Reprise du culot par la soude, dans les cas négatifs ou douteux, et deuxième homogénéisation. (Ce moyen nous a permis de déceler des bacilles dans un cas négatif à l'homogénéisation simple, et dans les cas positifs nous a donné un enrichissement sensible) ;

4° Enfin, nous avons indiqué une technique de prélèvement du pus permettant de pratiquer la recherche dans des conditions particulièrement favorables.

Résultats. — Sur 48 cas :

38 positifs ;

7 négatifs (diagnostic de tubercul. écarté ultérieurem.) ;

3 négatifs (tuberculose cliniquement diagnostiquée, mais conditions défavorables du prélèvement du pus).

Soit une statistique de 95 p. 100 d'examens positifs.

II. — Outre l'intérêt immédiat de cette recherche, on conçoit quelle peut être son importance :

1° Dans la confirmation rapide d'un diagnostic de tuberculose posé (observations 12 et 13) ;

2° Dans la contribution à la fixation d'un diagnostic suspendu. A cet égard, les observations 39, 40 et suivantes sont particulièrement instructives.

Certaines tuberculoses chirurgicales sont parfois d'un diagnostic difficile, en raison de l'imprécision de leur symptomatologie. On sait pourtant combien il importe que ce diagnostic soit précoce.

La constatation directe et rapide de l'absence ou de la présence du bacille pathogène peut le faciliter et le hâter grandement. C'est ainsi que pour les deux malades dont nous rapportons l'observation (39 et 40), une recherche de bacilles de Koch négative et une cuti-réaction négative ont pu donner toute sécurité au chirurgien et l'aiguiller vers un diagnostic définitif qui a été vérifié ultérieurement chez le premier malade par l'évolution de la maladie, chez le deuxième par l'examen anatomo-pathologique des pièces après l'intervention.

III. — Enfin, il est une application pratique de la recherche du bacille de Koch dans le pus qu'il convient de soumettre au clinicien ; elle a trait à la résistance du bacille de Koch aux agents antiseptiques employés pour le combattre, en particulier les injections d'éther iodoformé ou d'huile de calot. Cette question, qui résume en somme tout le traitement des abcès froids, pourrait, semble-t-il, être éclairée par le laboratoire, à la faveur de recherches méthodiques dans le pus provenant de chaque pônction. Nous avons eu la curiosité d'examiner systématiquement le pus de deux malades dont les observations, sont rapportées plus haut (observations 4 et 10).

Dans l'observation 4, il s'agit d'un malade qui, entre autres localisations, présente depuis plusieurs mois un abcès froid que l'on a ponctionné à diverses reprises en injectant chaque fois de l'éther iodoformé.

Pour ce malade, nous avons pratiqué quatre examens qui nous ont révélé chaque fois la présence de nombreux bacilles de Koch.

Dans l'observation 10, il s'agit d'un malade analogue. Trois examens successifs ont montré la présence de bacilles de Koch en nombre sensiblement égal.

Il n'est pas inadmissible que la recherche du bacille de Koch dans le pus puisse, dans une certaine mesure, servir de pierre de touche de l'efficacité des injections antibaccillaires et de la sorte, par une collaboration étroite entre le laboratoire et la clinique, ait l'avantage de fournir des indications utiles à la direction actuelle du traitement des abcès tuberculeux.

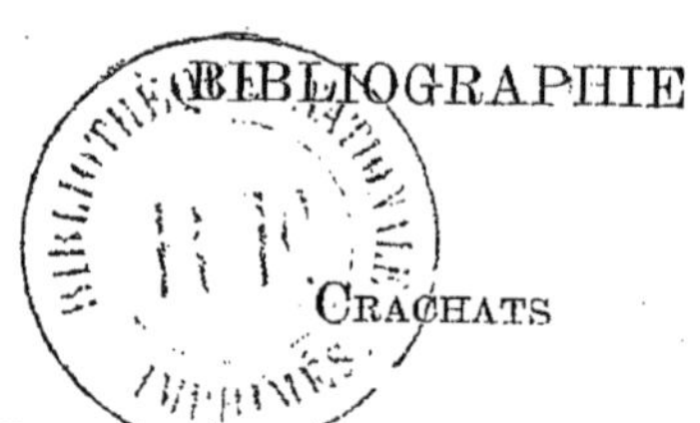

BIBLIOGRAPHIE

Crachats

Bauer. — Nouveau procédé d'enrichissement des B. K. dans les crachats. *Deutsche M. W.*, 7 mars 1918.

Bernhardt. — De l'emploi d'antiformine et ligroïne pour la mise en évidence du B. K. dans les crachats. *Berlin. Klin. W.*, 19 août 1909.

Bezançon et Philibert. — Sur la recherche des B. K. dans les crachats.

Bierry. — C. R. Acad. sciences 24 juillet 1916.

Bocchia. — Dell' arrichimento con bacilli di Koch dei preparati da sputo tubercolare col methodo al perossido d'idrogeno e col nuovo methodo al antiformina. *Ann. ig. sperim.*, t. XIX, n° 5, f. 3, 1909.

Corone. — L'homogénéisation des crachats tuberculeux (et bibliographie). Thèse Montpellier, 1912.

Despeignes. — C. R. Soc. biol. 29 janvier 1921.

Faisca. — Sur un nouveau procédé de concentration du B. K. dans les crachats. C. R. Soc. biol, 14 mai 1921.

Gaussel et Corone. — L'homogénéisation des crachats tuberculeux; revue générale. *Revue de la tuberculose* 10 février 1913.

GIRAUD (Mlle) et DERRIEN. — Recherche du B. K. dans les expectorats fluidifiés par la pyridine. C. R. Soc biol. 18 novembre 1916.

GOERRES. — De la recherche du B. K. dans les crachats par le procédé de l'antiformine. *Zeits. f. Klin. Med.*, t. LXX, f. 1 et 2, p. 86.

GRYSEZ et BERNARD. — Un procédé d'homogénéisation des produits tuberculeux (crachats, pus, fèces, etc.) par la bile. C. R. Soc. biol., 4 décembre 1920.

GUY-LAROCHE et VIRMEAUX. — Recherche du B. K. par l'homogénéisation des crachats sans centrifugation. C. R. Soc. biol., 23 novembre 1918.

JACOBSON. — Recherche du B. K. par la méthode de l'antiformine ligroïne. C. R. Soc. biol., 13 nov. 1909.

JOTTEN (W.-Karl). — Etude comparée du procédé à l'antiformine de Uhlenhuth Xylander et des procédés d'enrichissement proposés par Ditthorn Schultz et par Schmitz Brauer pour la recherche du B. K. dans les crachats. *Arbeiten aus dem Reichsgesundheitsamte*, t. LII, p. 103, 1920.

KOCH. — Contribution à la question de l'enrichissement des crachats en B. K. *Centralbl. f Bakter*, t. LXXXIII, 1919.

HOEGEL. — De la recherche du B. K. dans les crachats par la méthode d'Ellermann-Erlandsen. *Deutsche M. W.*, 2 décembre 1909.

NAKAO (Kyoto). — Moyen de déceler le B. K. dans les crachats. *Arch. f. Hyg.*, t. LXVII, f. 4, p. 372.

RENAUX. — Sur l'homogénéisation des crachats tuberculeux et la recherche du B. K. dans le pus d'abcès froids et d'adénites suppurées, et dans les urines. C. R. Soc. biol., 7 mai 1921.

Schmitz et Bauer. — Essai de nouveaux procédés de précipitation pour mettre en évidence les B. K. dans les crachats. *Centralbl. f. Bakter. I. Origin.*, t. LXXXI, 31 mai 1918.

Seemann. — L'emploi de l'antiformine pour la recherche du B. K. *Berlin. Klin. Woch.*, 5 avril 1909.

Spehl. — Homogénéisation des crachats par l'eau de chaux. C. R. Soc. biol., 9 mars 1918.

Voigt. — Valeur pratique de la méthode d'enrichissement à l'antiformine pour la recherche des B. K. dans les crachats. *Centralbl. f. Bakter. I.*, t. LXXXV, 1920.

Vogelbach. — Valeur comparée du procédé à l'antiformine et de quelques procédés récents d'enrichissement pour la recherche du B. K. dans les crachats. *Centralbl. f. Bakter. I.*, t. LXXXIII, 1919.

Sang

Anderson. — The presence of tubercule bacilli in the circulating blood in clinical and experimental tuberculosis. *Hyg. Labor. Bull.*, 27 sept. 1909.

Bar et Renon. — Présence du B. K. dans le sang de la veine ombilicale de fœtus humains issus de mères tuberculeuses. C. R. Soc. biol., 29 juin 1895.

Bergeron. — Etude critique sur la présence du B. K. dans le sang. Thèse Paris, 1904.

Bernard (L.), Debre et Baron. — Recherches sur la bacillémie. *Bull. Soc. d'ét. scient. tuberc.*, mai 1913.

Bisanti et Panisset. — Le B. K. dans le sang après un repas infectant. C. R. Soc. biol., 21 janvier 1905.

Breton, Massol et Duhot. — Recherche du B. K. dans le sang au cours de l'infection expérimentale du cobaye. *C. R. Soc. biol.*, 19 avril 1913.

ELSASSER. — B. K. dans le sang circulant des tuberculeux pulmonaires. *Beitr. Z. Klin. der Tuberk.*, t. XXVI, f. 4, p. 367.

FISCHER. — B. K. dans le sang circulant. *Zeitschr. f. Hyg.*, t. LXXVIII, 1916.

HAMM et SCHRUMPF. — Contribution à la question du passage des B. K. de la mère au fœtus. *Centralbl. f. Bakter. I. Orig.*, 19 février 1907.

HILGERMANN et LOSSEN. — De la présence du B. K. dans le sang des tuberculeux pulmonaires. *Deutsche M. W.*, 9 mai 1912.

KAHN. — Recherche du B. K. dans le sang circulant. *Berlin. Kl. W.*, 9 mars 1914.

KLEMPERER. — B. K. dans le sang circulant. *Munch. Med. W.*, 18 février 1913.

KLOPSTOCK et SELIGMANN. — A propos de la présence du B. K. dans le sang circulant. *Zeitschr. f. Hyg.*, 10 novembre 1913.

KURASHIGE. — B. K. dans le sang circulant des tuberculeux. *Zeitschr. für Tuberk.*, f. 5, p. 430.

LIPMANN. — Recherche des B. K. dans le sang des phtisiques. In *Bull. Inst. Past.*, 1910.

MAYER. — B. K. dans le courant sanguin et dans le lait chez l'homme. *In Bull. Inst. Past.*, 1913.

MŒWES et BRAUTIGAM. — B. K. dans le sang. *Deutsche M. W.*, 16 octobre 1913.

RAUSTROM. — B. K. dans le sang circulant. *Deutsche M. W.*, 15 août 1912.

RAUTENBERG. — Tuberculose et bacillémie. *Berlin. Kl. W.*, 23 février 1914.

RIST, ARMAND-DELILLE et LÉVY-BRUHL. — Sur la prétendue bacillémie des tuberculeux. *Bull. Soc. ét. scient. de la tuberculose*, avril 1913.

ROTHACKER et CHARON. — Le B. K. dans le sang circulant chez les tuberculeux. Thèse Montpellier, 1920 et bibliographie.

SABATHE et BUGUET. — Recherche du B. K. dans le sang. C. R. Soc. biol., 16 octobre 1920.

SCHNITTER. — De la présence des B. K. dans le sang circulant des tuberculeux. *Deutsche M. W.*, 9 septembre 1909.

URINES

BLOCH. — Recherche rapide du B. K. dans l'urine en se servant de l'animal. *Berlin. Kl. W.*, 29 av. 1907.

CITRON. — De la mise en évidence du B. K. dans l'urine. *Deutsche M. W.*, 20 mars 1919.

FOURNIER et BEAUFUMÉ. — Recherche du B. K. dans l'urine. C. R. Soc. biol., 15 novembre 1902.

LUCAS. — De l'emploi d'un sérum agglutinant pour la recherche du B. K. dans les tumeurs de l'organisation technique de l'examen des urines. C. R. Soc. biol., 6 décembre 1913.

NATTAN, LARRIER et GRIFFON (V.). — Recherche de la nature tuberculeuse d'un exsudat par l'inoculation de la mamelle d'un cobaye en lactation. C. R. Soc. biol., 14 février 1903.

RENAUX. — *Loc. cit.* (voir Crachats).

PUS

GRYSEZ et BERNARD. — Loc. cit. (voir Crachats).

MOZER. — La recherche du B. K. dans le pus des tuberculoses externes. C. R. Soc. biol., 6 nov. 1920.

RENAUX. — *Loc. cit.* (voir Crachats).

ROUX et DELORD. — Tuberculose mammaire. *Bull. Soc. sciences médicales Montpellier,* 11 mars 1921.

Fèces, Lait, Tissus et Divers

Moore (Alexander). — An investigation into the acid fast bacteria found in human fœces with special reference tho their presence in cases of tuberculosis. *In Bull. Inst. Past.*, 1910.

Anglade. — Le B. K. dans les *selles* des tuberculeux. C. R. Soc. biol., 27 juillet 1901.

Anglade et Chocreaux. — Le B. K. dans les *selles* des tuberculeux. *Ibid.*, 19 avril 1902.

Auché. — Le lait des femmes tuberculeuses. C. R. Soc. biol., 2 décembre 1913.

Calmette. — Sur l'excrétion des B. K. par l'intestin et les voies biliaires. *Ann. Inst. Past.*, 2 février 1919 (Bibliographie).

Dold et Rothacker. — Sur la présence du B. K. dans le sperme des tuberculeux. *Centralbl. f. Bakt.*, juin 1913.

Engelsmann. — Mise en évidence du B. K. dans le *liquide céphalo-rachidien. Centralbl. f. Bakt. I. Orig.*, novembre 1918.

Fontes. — Sobre um novo methodo de homogeneisacao de *escarros. Brazil Medica,* 3 juin 1913.

Grysez et Bernard. — *Loc. cit.* (voir Crachats).

Hirtzmann.. — Procédé de recherche du B. K. dans les produits organiques tuberculeux. C. R. Soc. biol., 12 avril 1921 (bib.).

Hoffmann. — Emploi du procédé d'Uhlenhuth pour mettre en évidence les B. K. lorsqu'ils sont en petit nombre dans les fragments de tissus. *Deutsche M. W.*, 14 juillet 1910.

KURASHIGE, MAYEYAMA et YAMADA. — B. K. dans le *lait* de femme. *Zeitschr. f. Tuberk.*, f. 5, p. 430.

LAIRD, KITE et STEWART. — The presence of tubercle bacilli in the *feces. Journ. of. med. research,* octobre 1913.

MOUSSU. — Le lait des femmes tuberculeuses. C. R. Soc. biol., 28 juillet 1906.

NATTAN, LARRIER et GRIFFON (V.). — *Loc.cit.* (v. Urines).

ROGER et GARNIER. — Passage du B. K. dans le lait d'une femme tuberculeuse. C. R. Soc. biol., 24 fév. 1920.

SCHONE et VEISSENFELS. — Recherche du B. K. dans les fèces. *Zeitschr. f. Tuberk.*, t. XXI, f. 3, 1914.

SCHULTE-TIGGES. — De la coloration des bacilles tuberculeux. *Deutsche Med. Woch.*, 28 octobre 1920. *Inst. Past.*, 30 juin 1921.

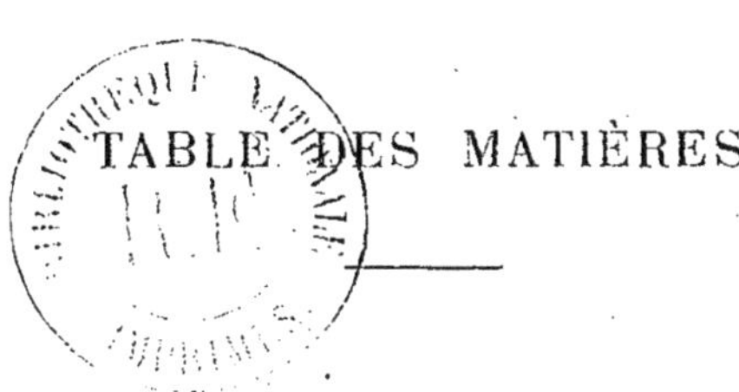

TABLE DES MATIÈRES

www.ingramcontent.com/pod-product-compliance
Ingram Content Group UK Ltd.
Pitfield, Milton Keynes, MK11 3LW, UK
UKHW022125260726
13993UKWH00003B/1237